Angelina Schulze

Entspannung Übungen & Mediationen

Innere Ruhe finden und lernen, den Körper mit Hilfe von Wasser, Wärme, Atmung, Meditation und Entspannungsübungen zu entspannen

Inkl. BONUS MP3 Meditation zum Download

(Entspannen lernen, Entspannungsreise & Selbsthilfe Coaching Tipps Band 2)

Bibliografische Information der Deutschen Nationalbibliothek
Die Deutsche Nationalbibliothek verzeichnet diese Publikation in der Deutschen Nationalbibliografie; detaillierte bibliografische Daten sind im Internet über http://dnb.d-nb.de abrufbar.

Layout und Satz des Buches: Angelina Schulze

Korrekturlesen: Claudia Sartre

Umschlaggestaltung: Angelina Schulze

Coverbilder, Bilder und Bildcollagen:
© Jana Schuhmann (Cover)
© Angelina Schulze
© Fotolia – pinkcoala (59908649 Engel)

Autorin des Buches: © Angelina Schulze
selbsthilfecoach@entspannen-lernen.info

Webseiten:
https://entspannen-lernen.info
https://stress-abbauen-tipps.de
https://hypnose-emdr.de

Verlag:
Angelina Schulze Verlag
Vor dem Walde 9, 38268 Lengede

verlag@angelina-schulze.com
https://angelina-schulze.com
https://angelina-schulze-verlag.de

2. Auflage September 2019

ISBN: 978-3-96738-019-4

Inhaltsverzeichnis

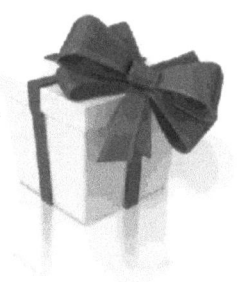

<u>Bonus zum Buch</u>

MP3 mit geführter Meditation zum Download

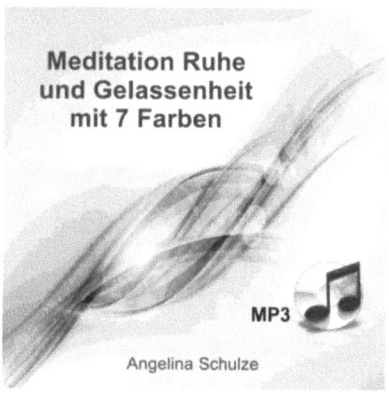

https://entspannen-lernen.info/bonus-sct4

Falls du noch mehr Geschenke von mir möchtest, so findest du mehrere Möglichkeiten auf der Download-seite und kannst dir nach deinem Interesse und Bedarf diese gern auch noch anfordern! Anschauen lohnt sich. Doch jetzt hole dir erstmal dein erstes Geschenk ab, es wartet bereits auf dich.

Weitere Geschenke zum Entspannen im Alltag kannst du noch per E-Mail erhalten

Selbsthilfe-Coaching-Tipps zum Entspannen lernen, Stress abbauen und Hypnose, um Verbesserungen im Leben zu erreichen.

Ich schicke dir E-Mails mit schriftlichen Tipps, Audios und Videos, die du exklusiv für dein Selbstcoaching von mir erhältst. So kannst du dein Leben verbessern und einfach entspannter, stressfreier sein und lernen, wie du dein Leben in eine gewünschte Richtung lenkst, um das zu erreichen, was du haben möchtest. Du bist der Kapitän auf dem Schiff deines Lebens und hast das Steuer selbst in der Hand, ich helfe dir lediglich den Kurs zu halten, dein Ziel möglichst ohne Umwege zu erreichen und manches Mal, wenn es nötig ist, auch die Segel neu zu setzen und wieder mit frischem Wind neue Fahrt aufzunehmen.

Meine Selbsthilfe-Coaching-Tipps kannst du dir hier anfordern:
https://entspannen-lernen.info/bonus-sct3

Dazu gibt es gleich als Willkommensgeschenk meinen Report mit den 15 besten Entspannungsmethoden als PDF zum Download.

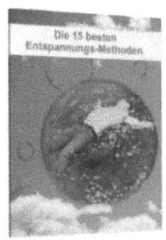

Dein Gewinn aus der Lektüre dieses Buches

Entspannung und Meditation sind die beiden Themenbereiche, um die es in diesem Buch hier geht. Ich zeige dir Möglichkeiten, wie du deinen Körper leicht und schnell entspannen kannst.

Weiterhin gebe ich dir einen Meditationstext zur Entspannung mit an die Hand. Damit du diesen auch gleich einmal als geführte Meditation und das wohlige Gefühl der Entspannung erleben kannst, gibt es als Bonus noch eine Audio MP3 zum Download kostenfrei mit dazu.

So kannst du tiefenentspannt die geführte Meditation genießen und den Text der Entspannungsreise durch den Körper, aber auch selbst einmal lesen oder jemandem anderen vorlesen.

Den Körper entspannen kannst du mit Hilfe von Wasser, Wärme, Atemübungen und mehr. Hier geht es mal nicht um das autogene Training oder die progressive Muskelentspannung. Ich möchte dir Alternativen zeigen, die simpel und einfach umsetzbar sind und Wasser und Wärme hast du auch schnell einsetzbar bei dir Zuhause.

Aber auch das Thema Bewegung wird angesprochen und es gibt ein paar Entspannungsübungen dazu. Lass uns jetzt einfach starten und du probierst aus, was dir davon gefällt.

Wie wirst du dir deiner Verspannung bewusst?

Im Alltag deine Verspanntheit möglichst früh erkennen. Nicht erst dann, wenn sich schon Verspannungs-Kopfschmerzen eingestellt haben, denn diese sind leider ein recht spätes Zeichen.

So wie wir ja generell unseren Stress meist erst sehr spät erkennen.

- Wie wirst du dir deiner Verspannung im Schulter- und Nackenbereich bewusst?
- Woran merkst du sie?
- Und wie fühlen sie sich an?
- Kennst du Spannungskopfschmerzen?
- Leidest du unter Migräne?
- Vielleicht auch unter einem Carpaltunnelsyndrom?
- Sitzt du bei deiner Tätigkeit viel am PC?
- Und hast du dabei meist die Schultern hochgezogen?

Selbstwahrnehmung einprogrammieren

Selbstwahrnehmung ist eine Technik, die du immer wieder im Alltag einsetzen solltest, um dir deiner Befindlichkeit bewusst zu werden.

Problem dabei ist nur, immer wieder daran zu denken.

Die Hirn- und Bewusstseinsforschung empfiehlt uns, ein neues Verhalten, das wir uns angewöhnen wollen, an ein bereits einprogrammiertes anzuhängen oder auch an etwas, was regelmäßig stattfindet.
Womit könntest du deine Selbstwahrnehmung also verbinden?

- Mit dem Läuten deines Telefons?
- Oder der Kirchenglocken?
- Mit dem stündlichen Piepsen deiner Uhr?
- Oder mit dem Vogelgezwitscher, wenn Bäume in der Nähe sind?
- Mit dem Ankommen der nächsten E-Mail oder Facebook-Nachricht?
- Vielleicht auch mit dem Bellen eines Hundes?
- Oder das Miauen einer Katze?

Selbstwahrnehmung – die Technik

Wenn du also das Signal gewählt hast, das dich an deine Selbstwahrnehmung erinnern soll, dann gilt es, diese Kombination in deine Hirnbahnen einzuprogrammieren.

Dazu solltest du sie zumindest 3 Wochen lang immer wieder bewusst durchführen. Diese Technik kannst du dir so wie einen Ganzkörper-Scan vorstellen.

Halte für einige Augenblicke in deinem Alltag inne, bleib genauso wie du aktuell bist, also ändere vorerst nichts an deiner Position.

Und dann wandere mit deiner Aufmerksamkeit durch deinen ganzen Körper. Dabei nimm wahr, wo du alle Verspannungen wahrnehmen kannst.

Meine Empfehlung wäre, bei den Füßen und Beinen zu beginnen, dann die Hände und Arme wahrzunehmen. Dann fokussiere deine Aufmerksamkeit auf deinen Rumpf, um schließlich über deinen Hals zum Kopf zu gelangen.

Erfahrungsgemäß löst sich beim langsamen Hochkämmen schon die eine oder andere Verspannung. Ja, du kannst dir diesen Scan wie ein Kämmen vorstellen. So wie du zerzaustes langes Haar kämmst, bis es wieder glatt ist.

Entspannen über die Vorstellung

Schmelz-Meditation

Nachdem du aufmerksam wahrgenommen hast, wo du überall verspannt bist, empfehle ich dir, die Spannungen mit einer speziellen und sehr wirksamen Vorstellung zu lösen.

Ich mag die Schmelz-Meditation besonders gern, weil sie sehr rasch und nachhaltig wirkt, sich daher besonders für einen stressigen Alltag eignet, um rasch den Stresspegel herunterzufahren. Entspannen funktioniert damit im Nu.

Stell dir vor, du sitzt oder liegst in der Sonne und dein Körper besteht aus Eis oder Schokolade (je nach Vorliebe), schmilzt nun in der Wärme der Sonne und versickert nach und nach im Boden.

Achte dabei auf die einzelnen Körperstellen und spür, wie diese ganz weich werden und dahin schmelzen...

Gehe einfach langsam durch deinen Körper hindurch. Stelle für Stelle bis alle Verspannungen gelöst sind.

Lichtkugel-Meditation

Neben der Schmelz-Meditation hilft mir persönlich auch die Lichtkugel-Meditation beim Entspannen. Vielleicht gefällt sie dir ja auch.

Dazu stell dir vor, wie über deinem Scheitel eine angenehm warme, hellstrahlende Lichtkugel schwebt. Spür ihre wohltuende Wärme und nimm wahr, wie sie sich langsam senkt und dann durch deinen Scheitel in dich eindringt.

Sie wandert heilsam durch deinen Hals weiter in deinen Körper und überall, wo sie hindurchgeht, löst sie jegliche Anspannung.

Lass sie vor allem an den Körperstellen länger verweilen, wo du besonders verspannt bist und genieße ihre wohltuend entspannende Wirkung!

Während sie durch deinen ganzen Körper wandert, löst sie alle Blockaden und nimmt alle Verspannungen mit und übergibt diese, wenn sie deinen Körper durch deine Füße verlässt, der Erde.

Das goldene Sieb

Stelle dir jetzt vor, wie ein großes goldenes Sieb über deinem Kopf schwebt. Du kannst dich nun einmal komplett filtern, indem du dieses Sieb von Kopf bis Fuß langsam durch dich hindurchgleiten lässt. Du filterst dich selbst und alles, was noch an Negativem an dir haftet und dir schadet, seien es schlechte Gedanken, Belastungen, Anspann-ungen, Stress oder Anteile deines Problems, bleiben nun in diesem Sieb hängen und du reinigst dich und befreist dich davon ...

Du lässt es einfach los. Das ist ganz leicht. Das Sieb hilft dir dabei, es filtert alles auf, was dich stört oder schlecht für dich ist. Ziehe nun in deiner Vorstellungskraft dieses Sieb von Kopf bis Fuß durch dich durch, während dich folgende Worte dabei begleiten bzw. du auch selbst zu dir sagen kannst:

Alles, was weder zu mir gehört, noch was ich tragen muss und alles, was negativ für mich ist, das bleibt in diesem goldenen Sieb hängen ...

Alles, was weder zu mir gehört, noch was ich tragen muss und alles, was negativ für mich ist, das bleibt in diesem goldenen Sieb hängen ...

Alles, was weder zu mir gehört, noch was ich tragen muss und alles, was negativ für mich ist, das bleibt in diesem goldenen Sieb hängen ...

Und wenn du jetzt unten an deinen Füßen angekommen bist, dann ziehe das Sieb noch unter deinen Füßen hindurch, vielleicht hüpft du dabei kurz in die Luft, damit es leichter geht, das Sieb unter deinen Füßen hindurchzuziehen ...

Und nun kannst du alles, was in dem Sieb hängen geblieben ist, liebevoll nach oben ins goldene Licht abgeben ...

Dort wird es zurück in die Ursprungsliebe verwandelt und die Heilung von deinem Körper, Geist und deiner Seele kann sich weiter vollziehen ...

Ggf. wiederhole diese Vorstellung von dem Sieb und wie du dich von Negativem befreist noch ein paar Mal.

Tipps zum Körper entspannen

Entspannende Kopfmassage

Du kannst dir selbst oder deinen Lieben den Kopf mit der Hand massieren. Wenn du schon je beim Friseur warst, dann weißt du, wie angenehm sich das anfühlt. Und das kannst du auch bei dir selbst machen – folge dabei deiner Intuition und massiere dich so, wie es dir angenehm ist.

Oder wenn du deinen Liebsten (deine Liebste) verwöhnen möchtest, dann frag einfach, was er (sie) als angenehm empfindet. Dann wird das eine wohltuende Streichelmassage.

Wobei generell Striche von oben nach unten angenehmer und vor allem auch beruhigender sind. Vor allem fühlt es sich am Kopf nicht besonders angenehm an, „gegen den Strich" massiert oder gestreichelt zu werden. Aber auch das kann individuell verschieden sein.

Aber parallel dazu habe ich noch einen Geheimtipp für dich:

https://entspannen-lernen.info/kopfmassage-tipp

Das Gefühl bei der Massage mit diesem Gerät ist kaum zu beschreiben angenehm, wohltuend und extrem beruhigend und entspannend!

Augen entspannen

Die Augen werden in der heutigen Zeit sehr belastet, vor allem durch die Arbeit am Computer, Laptop oder sogar Tablet. Dazu kommt noch, dass die Augen ständig auf das Smartphone gerichtet werden und man auf kleinem Display die Nachrichten liest.

Viele Menschen befassen sich daher immer öfter mit dem Thema, wie man die Augen entspannen kann. Denn schmerzen die Augen, tut es oft auch der Kopf. Dazu können die Augen brennen, die Sehleistung kann sich reduzieren. Oft sind die Augen auch noch sehr trocken.

Wenn du der ganzen Geschichte vorbeugen möchtest, kannst du hier lesen, wie du die Augen entspannen kannst.

Die erste **Schnellhilfe ist kaltes klares Wasser**. Dafür gehst du am besten ins Badezimmer und nimmst kaltes klares Wasser, um die Augen auszuspülen.

Kaltes klares Wasser kann aber auch anders helfen. Du nimmst einfach ein Tuch, tauchst dieses in das Wasser ein und legst das Tuch für längere Zeit auf die geschlossenen Augen. Du wirst merken, dass dies richtig gut tut!

Passende Übungen für die Augenentspannung

Hier wirst du nun einige Übungen finden können, mit denen du deine Augen entspannen kannst. Denke bitte daran, die Übungen regelmäßig durchzuführen, jeden Tag und ruhig auch öfter. Dann wird es bald besser werden.

Übung 1: Schließe deine Augen und dann schaust du mit geschlossenen Augen, nach unten, nach oben und zu den beiden Seiten. Mache dies 10 Mal.

Übung 2: Schließe die Augen, spanne die Augen an, lass die Anspannung los und genieße die Entspannung für 10 Sekunden. Wiederhole diese Übung so oft wie möglich.

Übung 3: Wenn die Sonne scheint, setze dich kurz nach draußen. Nun schließe die Augen und schaue direkt, aber mit geschlossenen Augen, hoch zur Sonne. Mache dies wenige Sekunden, dann schaust du zum Boden und öffnest die Augen.

Übung 4: Diese Übung hat dir vielleicht auch schon einmal der Augenarzt vorgeschlagen, weil sie gegen trockene Augen hilft. Blinzele schnell und oft für einige Sekunden oder sogar Minuten. Das machst du mehrmals am Tag und schon geht es deinen Augen besser.

Weitere simple Tipps, die man zwar weiß, aber nicht immer so umsetzt.

Schaue weniger auf die Geräte. Es reicht meist aus, das Smartphone nur jede Stunde oder alle 2 Stunden zu nutzen.

Wenn du am Rechner arbeitest, solltest du immer mal die Augen zwischendurch entspannen. Arbeite weiterhin nicht im Dunklen, das stresst die Augen noch mehr.

Du kannst auch Hilfsmittel zur Hand nehmen, die dafür sorgen, dass deine Augen nicht mehr müde und gestresst sind.

Du kannst die Augen entspannen, wenn du eine Schlafmaske für dich einsetzt. Nicht unbedingt nur über Nacht, sondern auch ruhig mal am Tage für wenige Minuten getragen.
Eine sehr schöne findest du hier:
https://entspannen-lernen.info/schlafmaske

Folgendes Gerät könnte dir auch eine gute Hilfe sein, wenn du die Augen entspannen möchtest:
https://entspannen-lernen.info/augen-massage

Nacken entspannen

Nacken dehnen

Lege eine Hand auf den Hinterkopf und drücke diesen nach vorne, während du mit dem Kopf gegendrückst.

Dann lass den beidseitigen Druck los, um neuerlich Druck zu erzeugen und wieder loszulassen.
Dasselbe machst du mit der anderen Hand.

Seitdehnung des Nackens

Dann lege die recht Hand auf die linke Seite des Kopfes. Allerdings erzeuge ich die Dehnung nicht – wie es oft falsch gemacht wird – indem ich den Kopf mit der Hand zur Seite ziehe, sondern ich zieh die linke Schulter nach unten und erzeuge so eine angenehme Dehnung im Trapezius (Kaputzenmuskel).

Die rechte Hand erzeugt keinen Zug, sondern liegt nur zur Stabilisierung auf der linken Kopfseite.

Dann greife mit der Hand etwas nach hinten und lass den Kopf etwas nach seitlich unten sinken, sodass du über dein linkes Knie zum Boden siehst.

Damit verlagert sich die Dehnung etwas nach hinten in andere Anteile des Muskels. Auch hier erzeuge ich keinen Druck mit der rechten Hand, sondern erzeuge die Dehnung nur, indem ich die linke Schulter nach unten ziehe. Nicht das Atmen vergessen!

Dann sinkt der Kopf nach vorne unten, bleibt kurz in der Position und richtet sich dann wieder auf.

Bevor du auf der anderen Seite dasselbe machst, nimm die Unterschiede in deiner Wahrnehmung der beiden Seiten wahr! Meist fühlt sich die linke Schulter nun tiefer an.

Dann machst du dasselbe auf der anderen Seite mit der anderen Hand. Und vergiss dabei nicht das tiefe Atmen!

Die Eule

Eine schöne Übung, um den Nacken entspannen zu können ist auch das, was ich als „die Eule" bezeichne. Du weißt vermutlich, dass Eulen ihren Kopf viel weiter zu beiden Seiten drehen können als wir.

Aber auch wir können mit einer speziellen Technik unseren Radius erweitern. Dr. Moshé *Feldenkrais hat mich dazu inspiriert.*

Dreh deinen Kopf jeweils soweit du kannst in die eine und dann in die andere Richtung und merke dir an bestimmten Bezugspunkten, die du gerade noch erblicken kannst, bis wohin du gekommen bist.

Dann schließe die Augen und stell dir diese Drehbewegung vor, erlaube dir aber in der Vorstellung noch viel weiter zu kommen.

Und dann öffne wieder die Augen, um die Drehung nochmal mit offenen Augen durchzuführen.

Du wirst sehen, dass du nach der vorgestellten – viel weiteren – Drehung nun auch real weiterkommst.

Auch diese Übung kannst du – ähnlich wie die Schmelz-Meditation – immer wieder für einige Augenblicke in deinen Alltag einbauen, wenn du deinen Nacken entspannen möchtest.

Die Kuh

Diese Position kommt aus der Yoga-Tradition und ist sehr wertvoll, wenn du Schulter und Nacken entspannen möchtest.

Dazu greifst du mit einem Arm über die gleichseitige Schulter nach hinten und kommst diesem mit dem anderen Arm entgegen. Diesen legst du, so wie Napoleon, mit dem Handrücken an deinen unteren Rücken und schiebst ihn langsam hoch und zwar solange, bis die beiden Hände einander berühren.

Anfangs kannst du ein zusammengerolltes Handtuch dazwischenschalten, um die Distanz zu überbrücken.

Aber wenn du die Kuh täglich für einige Augenblicke durchführst, wirst du rasch eine Annäherung der beiden Hände merken. Und eines Tages werden sie einander berühren; und bald können sich sogar deine Finger ineinanderschieben.

Nacken entspannen durch Wärme

Und was bei Verspannungen immer hilft, ist Wärme. Zur nachhaltigen Entspannung wäre regelmäßiger Sauna-Besuch hilfreich – wenn vom Arzt erlaubt.

Aber denke auch an Wärmepflaster, Fango-Packungen oder einfach eine Wärmeflasche.

Im Winter entstehen Nacken-Verspannungen oft auch durch die Kälte, gegen die wir uns unwillkürlich mit hochgezogenen Schultern schützen. Da hilft ein dicker, die komplette Halspartie bedeckender Schal.
Aber es hilft auch die immer wieder bewusste Wahrnehmung der hochgezogenen Schultern, was oft auch stressbedingt ist.

Beobachte dich einfach im Alltag und ertappe dich immer wieder dabei, die Schultern hochzuziehen. Aber dann sei dir deshalb nicht böse, sondern im Gegenteil! Sei froh, dass es dir aufgefallen ist.

Dann zieh die Schultern bewusst noch etwas höher zu den Ohren, um sie mit einem tiefen Seufzer fallen zu lassen. Wiederhole das mehrmals und genieße die wohltuende Wirkung!

Entspannung für den Rücken

Für die Entspannung des Rückens gibt es unterschiedliche Geräte – je nach gewünschter Intensität.
Ein Gerät, das sehr sanft, dennoch aber sehr nachhaltig entspannend wirkt, ist dieser Körper-Streichler.

Er kann am ganzen Körper eingesetzt werden, aber vor allem die sanfte Rückenmassage damit fühlt sich wundervoll an und ist kaum zu beschreiben. Also einfach ausprobieren! https://entspannen-lernen.info/kritzeln

Wenn du eine etwas festere Massage zum Rücken entspannen möchtest, dann eignet sich ein Shiatsu Massagegerät, das besonders effizient ist, wenn es auch eine Wärmefunktion hat. Wärme entspannt die Muskulatur und erweitert die Blutgefäße, daher verbessert sie auch die Durchblutung.

Solche Geräte gibt es nur für den Rückenbereich: https://entspannen-lernen.info/shiatsu

Oder auch in Kombination mit einer massierenden Sitzauflage. Diese wirst du als besonders wohltuend empfinden, wenn du unter Stress die Tendenz hast, „die Arschbacken zusammen zu kneifen", somit also deine Gesäßmuskulatur ständig verspannt ist. https://entspannen-lernen.info/massagesitzauflage

Wärme wirkt immer entspannend – ob als Vollbad oder in Form der guten, alten Wärmeflasche, aber auch als Wärmepflaster. https://entspannen-lernen.info/waermepflaster

Besonders wirtschaftlich sind natürlich wiederverwendbare Pflaster – oder natürlich die gute, alte Wärmeflasche. Aber auch da gibt es schon gute technische Hilfen. https://entspannen-lernen.info/waermepflaster-akku

Beine entspannen

Die Beine sind die Körperteile, die das ganze Gewicht des Körpers zu tragen haben. Da ist es kein Wunder, dass die Beine manchmal sehr müde wirken. Wenn du die Beine entspannen willst, um später wieder fit zu sein, kannst du einige Tipps für dich nutzen.

- Wechselduschen
- Nicht immer hohe Pumps tragen
- Flache Schuhe schonen die Füße und Beine
- Füße hochlegen
- Lieber liegen und laufen, als sitzend die Beine abzuknicken oder zu stehen
- Fußbäder

Wechselduschen: Du duscht abwechselnd die Beine kalt und heiß ab, aber immer von unten nach oben. So können die Beine endlich wieder entspannen. Wenn du das Wechselduschen zum Beispiel schon am Morgen für den gesamten Körper nutzt, regst du den Kreislauf an und fühlst dich viel wohler.

Wenn du auf der Arbeit oder auch sonst viel sitzt, solltest du immer mal zwischendurch laufen. Fahre nicht für jeden kleinen Weg mit dem Auto, sondern laufe. Kaum zu glauben, aber auch dadurch können deine Beine entspannen.

Musst du hingegen viel laufen, lege die Beine lieber hoch. Du könntest dafür das Kissen für dich nutzen. https://entspannen-lernen.info/fussbank-kissen

Du kannst deine Beine aber auch massieren, dabei wäre der Massage Roller eine gute Hilfe. https://entspannen-lernen.info/massageroller

Nimm dir Zeit und verwöhne deine Beine und Füße. Sie werden es dir danken. Du kannst aber auch dieses Gerät für die Massage nutzen und dich richtig verwöhnen lassen, während du ein gutes Buch liest, mit Freunden telefonierst oder andere entspannende Dinge tust. https://entspannen-lernen.info/wadenmassage

Du kannst auch stützende Strümpfe tragen, damit die Beine nicht so belastet werden und entspannt sein können. Die Beine entspannen ideal, wenn du im Sanitätshaus passende Strümpfe für dich fertigen lässt.

Außerdem solltest du die Beine entwässern. Du isst dazu einfach Lebensmittel mit einem hohen Wassergehalt (z.B. Gurken, Wassermelone) oder legst mal einen Reistag ein. Kartoffeln und Spargel ist ebenfalls sehr gut.

Füße entspannen

Die Füße müssen dich Tag für Tag tragen und werden dabei oft immens belastet. Daher solltest du diesen auch einfach mal eine Entspannung zukommen lassen. Du kannst dies auf verschiedenste Arten tun, aber siehe selbst:

1. Kaufe dir eine Fußbadewanne, am besten eine die sprudelt. So kannst du deinen Füßen etwas sehr Gutes tun. Es gibt in der Apotheke und im Drogeriemarkt entspannende Produkte, die du dem Wasser beimengen kannst. Diese könnten Menthol enthalten, ebenso aber auch Latschenkiefernöl oder aber auch Rosskastanie. Diese Produkte wirken kühlend auf die Füße, genau dass, was du nach einem langen Tag brauchst.

2. Es gibt Massageroller, die du nehmen kannst und mit denen du unter deine Füße rollst, wenn du sie immer mal wieder kurz aus dem Fußbad nimmst.

3. Du kannst dir im Sommer ein Fußbad in einem Planschbecken anrichten. Dort kannst du auf dem Boden Kieselsteine legen, dann füllst du das Becken mit kaltem Wasser. Du läufst dann einfach durch das Wasser und bekommst so noch eine Fußmassage durch die Steine verpasst.

4. Wenn du keine anderen Möglichkeiten hast und gerade alle Geschäfte zu haben, kannst

du einfach eine große Schüssel nehmen, dort ein wenig Salz hineingeben und diese dann mit warmem oder kaltem Wasser füllen. Die Füße stellst du dann für einige Zeit in die Schüssel und genießt das Bad!

W - Fragen und Antworten

Was entspannt die Nerven?

Die Nerven sind bei dem heutigen Stress oft überstrapaziert. Viele Menschen glauben, es einfach mit den eigenen Gedanken nicht mehr aushalten zu können.

Hier mal 3 bewährte Tipps mit denen du deine Nerven schnell beruhigen kannst:

1. Lächeln und Lachen hilft. Setze dich vor einen Spiegel, auch wenn deine Laune noch so schlecht ist. Lächele dir zu, manchmal wirst du so über dich selbst lachen müssen. Das ist sehr gut. Das künstliche Lächeln bewirkt aber auch, dass dein Gehirn dir gute Laune vorgaukelt und du so deine Nerven entspannst.

2. Halte die Luft an und das für 15 Sekunden. Dann versuche auch für 15 Sekunden auszuatmen. Das übst du und schon werden sich deine Nerven beruhigen.

3. Wenn du dich gerade auf einen Stuhl setzt und dich nur auf die Atmung konzentrierst, kommen deine Nerven zur Ruhe. Du musst nur auf deine Atmung achten und alles andere loslassen.

Weitere Empfehlungen sind bestimmte Teesorten, Vitamine, Musik und Mandala malen. Hier in diesem eBook geht es ja mehr um die körperliche Entspannung mit Übungen, Wasser, Wärme, Sport und Co. Deswegen habe ich speziell zu den alternativen Hilfsmitteln auch ein eigenes eBook geschrieben.

Du findest es ebenfalls auf Amazon mit dem Titel:

Entspannung zu Hause
Runterkommen, auftanken – Finde deine Entspannungsmethode und das perfekte Mittel zum Körper entspannen und Kopf abschalten

(Entspannen lernen, Entspannungsreise & Selbsthilfe Coaching Tipps Band 1)

https://entspannen-lernen.info/sct3-ebook-entspannungstipps

Wie das Gehirn entspannen?

Das Gehirn zu entspannen, ist gar nicht so leicht. Da ist die Arbeit und oft die dort herrschenden Probleme, die du nach Feierabend noch mit nach Hause nimmst. Da sind die Kinder, die von Termin zu Termin gebracht werden müssen und auch noch eigene Probleme haben, die du lösen sollst.

Lerne einfach, dass Feierabend auch Feierabend bedeutet. Tritt vor das Firmengelände, atme tief ein und aus und läute den Feierabend ein. Eine Suggestion wie „Ich betrete jetzt meine Freizeit und lasse alles von meinem Job für heute hinter mir" könnte dir dabei helfen.

Du kannst das Hirn entspannen, indem du jeden Tag übst, abzuschalten. Dafür gibt es viele Möglichkeiten, wie ein entspannendes Hobby, Sport, Meditation und mehr.

Manchmal kannst du auch Musik hören und lauthals mitsingen oder sogar tanzen. Schreie deinen Frust hinaus, tanze dir den Stress weg. Du wirst sehen, auch so lässt es sich gut entspannen.

Du kannst auch einfach in einen Schaukelstuhl sitzen oder in einem Hängesessel. Lasse dich hin und her schaukeln und schaue dabei in die Ferne oder träume von dem letzten Urlaub. Auch so kann das Gehirn gut abschalten.

Sehr witzig ist auch, den ganzen Körper in einer Stress-Situation durchzuschütteln. Du denkst viel nach und willst den Kopf frei bekommen? Dann schüttele und rüttele dich und befreie dich so von den Belastungen des Tages. Manchmal musst du bei dieser Übung so lachen, dass du gleich freier bist.

Warum entspannt Sauna?

Nach einer Sauna fühlen wir uns wie neu geboren. Einerseits wird der Kreislauf angeregt und durch das Wechselbad zwischen Temperatur-Extremen gestärkt. Andererseits wird der Blutdruck gesenkt und die Muskeln werden entspannt.

Außerdem findet auch eine Entschlackung statt, bei der etwaige Talg- und Staubpartikel im wahrsten Sinne des Wortes hinausgespült werden.

So erzeugt die Sauna ein tiefes Gefühl der Entspannung sowie eine leichte Müdigkeit, da der Körper bei hohen Temperaturen einen (gesunden) Stress erfährt.

Sogar Menschen mit Einschlaf- und Durchschlafstörungen können nach der Sauna gut schlafen. Durch das verbesserte allgemeine Wohlbefinden mit grundlegender Heiterkeit kann der berüchtigten Herbst- und Winterdepression vorgebeugt werden.

Im Saunaraum arbeitet der Kreislauf auf Hochleistungsniveau. Man gerät – rein körperlich – in Stress und schüttet entsprechend Stresshormone aus. Die Blutgefäße weiten sich, das Herz schlägt schneller. Um alle Organe mit Blut zu versorgen, muss es jetzt mehr arbeiten.

Während der anschließenden Entspannungs-
phase schlägt das Herz gleichmäßig, voller Kraft
und vergleichsweise langsam.

Wegen der hohen Temperaturen entspannen sich
die Muskeln. Zugleich wird dank der heißen Luft in
der Sauna die Durchblutung der Schleimhaut in
Nase, Mund und Rachen verbessert.
Auch der Stoffwechsel kommt bei der Saunahitze
auf Trab. Ebenso das körpereigene Abwehr-
system (Immunsystem).

Saunieren stärkt die körpereigene Abwehr und
reguliert das vegetative Nervensystem. Weiter
mindert es entzündliche Prozesse im Körper.

Der wiederholte Temperaturwechsel in der Sauna
wirkt als eine Art Herz-Kreislauf-Training
anregend auf den Kreislauf und verbessert die
Versorgung des Körpers mit Sauerstoff.

Saunieren verbessert die Atmung, die von dem
Temperaturwechsel zwischen Saunaraum und
Drumherum angeregt wird. In der Hitze kann man
sogar tiefer durchatmen als außerhalb. Und
dieses Durchatmen trainiert die Atemorgane und
erweitert die Atemkapazität.

Die feucht-heiße Luft sorgt für eine bessere
Durchblutung der Schleimhäute, wovon vor allem
jene profitieren, die Probleme mit den Bronchien
haben.
Saunieren entspannt die Muskeln - besonders
nach körperlichem Training – und beugt
Muskelkater vor.

Und es verbessert aufgrund einer erhöhten Ausschüttung von Glückshormonen das Wohlbefinden bis zu einem Gefühl von Euphorie.

Daher hilft es auch gegen Einschlafprobleme, weil der erhöhte Serotoninspiegel im Gehirn schlaffördernd wirkt.

Laut klinisch relevanten Studien kann regelmäßiges Saunieren die Lebenserwartung erhöhen.

Was entspannt die Muskeln und warum entspannt Wärme die Muskeln?

Zur Entspannung der Muskeln helfen Massagen, Sauna und vor allem Wärme.

Bereits die Steinzeitmenschen ahnten, dass Wärme positive Wirkungen auf den Menschen hat. So sollen sie sich von heißen Steinen eine Linderung für diverse Beschwerden versprochen haben.

Diese Anwendung gibt es auch heute noch oder wieder: „La Stone" – da werden schwarze, sehr glatte Steine aufgeheizt und damit vor allem der Rückenmassiert, ehe sie dann an bestimmte Stellen gelegt und dort eine Weile liegengelassen werden. Das ist sehr wohltuend und entspannend!

Auch die Römer, die die Bäder-Hochkultur entwickelt haben, waren von den positiven Gesundheitseffekten der Wärme überzeugt.

Heute geht die ganze Wellness-Bewegung letztlich auf diese Tradition zurück. In den Wellnessoasen werden verschiedene Saunas und Wärmekammern ebenso angeboten wie warme Thermalwasserbecken.

All unsere Stoffwechselgänge sind temperaturabhängig. Denn der Mensch besitzt ein körpereigenes Wärmeregulationssystem, das ausschließlich über die Durchblutung arbeitet.

Wärme wird übers Blut transportiert und verteilt. Und über das Blut steuert der Körper die Wärmeverteilung im gesamten Organismus. Wärme kann – richtig angewandt – sogar bösartige Tumore zerstören.

Wird dem Körper Wärme zugeführt, versucht er sofort, jede eigene Wärmeproduktion zu verhindern, da er sonst überhitzen würde. Die Folge ist eine komplette Muskelentspannung.

Wärme entspannt die Muskulatur also reflexartig. Gleichzeitig kommt es durch eine Gefäßerweiterung zu einer verbesserten Blut-Versorgung der Muskulatur.
Damit verbessert sich der Stoffwechsel, was die Regeneration unterstützt.

Aber Wärme hilft nicht nur unserem Körper, sondern Wärme tut auch der Psyche gut – speziell in der kalten Jahreszeit! Diese Wirkung ist wohl auch auf die erhöhte Ausschüttung von Glückshormonen zurückzuführen, die wiederum die Entspannung fördern.

Warum entspannt Yoga?

Ziel beim Yoga ist es, Körper, Geist, Seele und Atem in Einklang zu bringen und dadurch mehr innere Gelassenheit zu erreichen. Die beruhigende und ausgleichende Wirkung des Yoga ist ideal für gestresste Menschen.

Regelmäßiges Yoga erhöht die Stress Resilienz, löst Verspannungen und schützt vor Burnout. Menschen, die regelmäßig meditieren und Yoga praktizieren, haben nachweislich weniger Stresshormone im Blut – speziell das gefährliche Cortisol. Und ihre Telomere sind nicht verkürzt.

Menschen, die langanhaltendem Stress ausgesetzt sind, haben verkürzte Telomere, was zu rascherem Zelltod führt, aber auch zu Zellveränderungen und Entartung, also zur Entstehung von Krebs. Telomere schützen die Enden der Chromosomen und beugen damit dem Verlust, der Zerstörung und der Fehl-kommunikation des Erbgutes vor.

Meditation und Yoga haben also neben der entspannenden auch eine zellschützende Funktion. Hinzu kommt die positivere Gestimmtheit. Denn beim Yoga folgt auf die körperliche Entspannung die mentale und emotionale.

Zu einer Yoga-Stunde gehören in der Regel auch Tiefenentspannung, Atemübungen und

Meditation. Diese drei Techniken verstärken sich gegenseitig in ihrer entspannenden Wirkung.

Da wir nach einem langen Tag oft zu müde sind für Hatha-Yoga (die Körperübungen), bieten sich Yoga-Atemübungen als hochwirksame Alternative.

Diese erfordern wenig körperlichen Einsatz, senken aber trotzdem das Stresslevel, verlangsamen den Herzschlag und verringern den Blutdruck. Zum Ausprobieren reichen ein paar Minuten aus. Bei der Kapitelüberschrift „Übungen aus dem Yoga" kannst du gleich mal ein paar ausprobieren.

Wie entspannst du bei Angst?

Am wirkungsvollsten mit EFT – Emotional Freedom Technique, einer Technik aus der energetischen Psychologie von Gary Craig, bei der bestimmte Akupunkturpunkte durch leichtes Klopfen aktiviert werden.

Dadurch werden energetische Blockaden gelöst und Ängste, die darauf beruhen, lösen sich auf. Hierüber gibt es umfassende Bücher.

Damit du jedoch noch mehr darüber erfährst, hat meine Kollegin Dr. Michelle Haintz in ihrem Blog einen Artikel dazu veröffentlicht, den ich dir an dieser Stelle wärmstens ans Herz legen kann.

Denn EFT hilft nicht nur bei Angst, sondern ganz vielen Themen und somit auch beim Entspannen und innere Ruhe finden. Zum Beitrag kommst du über diesen Link hier:
https://lebenswert365.info/eft

Welche Sportarten entspannen?

Sicherlich hast du schon davon gehört, dass gerade Sport den Stress gut abbauen kann. Aber geht dies mit jeder Sportart? Und welche Sportarten sind besonders geeignet?

Im Grunde kannst du den Stresspegel mit allen Sportarten herunterfahren. Aber am besten entspannen kannst du mit den Sportarten, die dir im Folgenden empfohlen werden, Sportarten, mit denen du schneller und besser zur Ruhe kommen kannst und dich schnell erholst:

1. Progressive Muskelentspannung ist eigentlich kein richtiger Sport in dem Sinne. Du bewegst deine Muskeln, spannst sie an und lässt sie wieder los. Manche Leute zählen dies zu Sport, manche nicht. Daher wird sie hier auch aufgeführt. Da der Körper sich unter Stress extrem verspannt, kannst du diese Verspannungen recht schnell mit dem An- und Entspannen lösen.

2. Qigong ist ein Sport mit Bewegung und Konzentration. Im Grunde geeignet für alle Menschen jeden Alters. Es handelt sich um einen fernöstlichen Sport, der aber eine gute Wirkung mit sich bringt. Du bewegst dich hier mit viel Ruhe und mit Bedacht. Somit musst du keine Sorge haben, dir etwas zerren zu können. Du kannst mit diesem Sport Körper und Geist gleichermaßen entspannen. Dieser Sport macht im Alltag viel Freude.

3. Auch Yoga gehört zu den Sportarten, die dich gut entspannen können. Yoga gibt es in den verschiedensten Varianten. Du kannst bestimmte Yoga-Übungen machen, die in jedem Alter gut sind. Du kannst dich aber auch dem Power Yoga zuwenden, mit dem du richtig viel powerst und dich verausgabst. Yoga, ob nun ruhiger oder mit mehr Power, verhilft dir zur inneren Ruhe. Speziell zum Yoga gibt es auch noch einen weiteren Beitrag hier im Buch, mit der Antwort auf die Frage „Warum entspannt Yoga eigentlich?".

4. Schwimmen kannst du ebenfalls gehen, um zu entspannen. Du ziehst in aller Ruhe deine Bahnen oder powerst dich ein wenig aus und kommst so zur Ruhe.

5. Joggen ist auch eine gute Sache, mit der du nach der Arbeit entspannen kannst. Du setzt dir am besten Kopfhörer auf, suchst dir einen schönen Wald oder Park und läufst deine Runden. Du wirst merken, wie der Körper sich nach und nach beruhigt. Alternativ kannst du auch walken.

Entspannungsübungen im Sitzen oder Stehen

Strecken – du kannst mehr als du dachtest!

Strecke die Arme nach oben und versuche, den Plafond zu erreichen. Wenn du das Gefühl hast, es geht nicht mehr weiter, dann strecke dich noch weiter. Wiederhole das mehrmals!
Interessanterweise geht es immer noch ein Stück weiter.

Wenn ich das in meinen Seminaren mit meinen Teilnehmern/innen gemacht habe, hat das immer für viel Gelächter gesorgt. Es ist wirklich erstaunlich, dass wir uns immer noch ein wenig weiterstrecken können; auch wenn wir meinen, es ginge wirklich nicht mehr weiter.

Daher habe ich dieses Spiel „Du kannst mehr als du dachtest!" genannt.

Schulterkreisen

Diese Übung kannst du im Sitzen oder im Stehen machen. Beginne mit einer Schulter und dreh sie zuerst in kleinen, dann in immer größeren Kreisen nach vorne.

Dasselbe machst du mit der anderen Schulter.

Dann dreh erst die eine und dann die andere Schulter in zuerst kleinen, dann immer größer werdenden Kreisen nach hinten.

Und zuletzt machst du dasselbe mit beiden Schultern gleichzeitig.

Ausschütteln

Schüttle zuerst einen Fuß aus, dann das ganze Bein. Dasselbe mach mit dem anderen Fuß und Bein. Dann schüttle die eine Hand und den dazugehörigen Arm aus und zuletzt die andere Hand samt Arm.

Dazu kannst du dir vorstellen, du schüttelst eckige und spitze Gegenstände aus dir heraus. Dann visualisiere, wie sie um dich herum am Boden liegen und fühle dich befreit und entspannt!

Dreh-Bewegungen

Sitze möglichst gerade (am besten auf der Vorderkante des Stuhls) und dreh den Kopf abwechselnd langsam nach beiden Seiten. Beobachte dabei, ob dir dies auf einer Seite leichter gelingt.

Neige-Bewegungen

Dann neige – auch wieder langsam – den Kopf abwechselnd nach beiden Seiten. Stell dir dabei vor, wie dein Ohr zur Schulter geht, ohne dass diese hochgeht. Beobachte dabei wieder, ob dir dies auf einer Seite leichter gelingt.

Kombinierte Seit- und Beugebewegung

Lass dein Kinn in einem Halbkreis von der linken zur rechten Schulter wandern und wieder zurück. Wiederhole dies mehrmals und vergiss dabei nicht zu atmen!

Du kannst beispielsweise in eine Richtung ein- und in die andere ausatmen. Der Halbkreis nach vorne reicht aus. Ich empfehle dir daher nicht, die Drehung auch nach hinten fortzusetzen!

Schiebe-Drehung nach vorne – die Schildkröte

Schiebe, ohne den Oberkörper zu bewegen, das Kinn so weit wie möglich nach vorne. Dazu atme aus. Dann senke das Kinn auf die Brust. Und nun zieh das Kinn über das Brustbein nach oben, während du einatmest.

Von der Seite gesehen bildet das Kinn einen Kreis, was zu einer guten Dehnung der tiefen Nackenmuskulatur führt.

Entspannungsübungen zum Einschlafen

In den Schlaf schmelzen

Eine sehr angenehme und schlaffördernde Vorstellung ist das Schmelzen. Diese Methode wurde ja bereits am Anfang vom Buch erwähnt.

Konzentriere dich vor allem auf jene Bereiche, in denen du in einem kurzen Check durch den Körper Verspannung wahrgenommen hast. Dann stell dir vor, diese Muskelpartien würden aus einer schmelzbaren Substanz (Eis oder Schokolade) bestehen und in der Sonne, die du vor deinem geistigen Auge visualisierst, dahinschmelzen und sich verflüssigen…

Schlaffördernde Atmung

Sehr wirkungsvoll ist die 5 zu 3 Atmung. Sie basiert auf der Tatsache, dass die Einatmung unter der Kontrolle des Sympathikus steht und die Ausatmung vom Parasympathikus gesteuert wird. Das sind die beiden Anteile unseres vegetativen Nervensystems, die jeweils einen bestimmten Bereich unseres Lebens steuern.

Der Sympathikus ist zuständig für Zeiten erhöhter Wachheit und größerer Herausforderungen, also auch für die Bewältigung von Stress. Der Parasympathikus steht in Zeiten der Ruhe und Regeneration im Vordergrund.

Wenn wir unseren Fokus bewusst vor allem auf die Ausatmung richten – also länger und langsamer aus- als einatmen –, fördern wir unseren Parasympathikotonus und damit die Entspannung und Regenerationsfähigkeit unseres Systems.

Wenn du bei einigen tiefen Atemzügen bewusst auf die Veränderung deines Herzschlages zwischen Ein- und Ausatmung achtest, kannst du das ganz leicht feststellen. Bei der Einatmung wird der Puls rascher, beim Ausatmen langsamer.

Daher wirkt es sehr entspannend und schlaffördernd, länger aus- als einzuatmen. Gut ist dafür ein Rhythmus von 5 zu 3 – also jeweils 5 Herzschläge lang auszuatmen und 3 Herzschläge lang einzuatmen.

Atemübungen aus dem Yoga

Suche dir einen ruhigen Ort, an dem du nicht gestört wirst und setze dich aufrecht auf einen Stuhl oder in den Schneidersitz. Die größten Effekte lassen sich mit regelmäßiger Übung erzielen. Aber besonders vertiefen sich die Erfahrungen mit der Unterstützung eines Yogalehrers oder einer Gruppe Gleichgesinnter.

Hier sind 5 Yoga Atemübungen zur Auswahl.

1. Die lange tiefe Atmung beruhigt das Nervensystem, hilft alte Muster loszulassen und Glückshormone auszuschütten.

Atme tief ein und spüre, wie sich die Bauchdecke leicht nach vorne wölbt. Nicht nur der Bauchraum, sondern auch die Lungen füllen sich mit Luft. Dabei dehnt sich der Brustkorb leicht nach vorn und zur Seite.

Du atmest weiter bis zum Schlüsselbein ein und dann in umgekehrter Reihenfolge wieder aus. Als letztes strömt die Luft aus dem Bauch heraus, bis nichts mehr übrig ist.

Bleibe entspannt und genieße dein Atmen, das ganz von selbst funktioniert. Wenn deine Gedanken abschweifen, bringe deine Aufmerksamkeit sanft wieder zu deinem Atem zurück.

2. Für die linke Nasenlochatmung verschließt du mit deinem Daumen das rechte Nasenloch und atmest einige Atemzüge nur durch das linke Nasenloch ein und aus.

Lege dabei den Fokus auf die Ausatmung: also atme 3 Herzschläge lang ein und 5 aus.

3. Der Feueratem (Kapalabhati) ist eine kräftige Atemübung, die das Nervensystem stärkt und das Durchhaltevermögen fördert. Außerdem erhöht er die Sauerstoffzufuhr im Gehirn.

Die Atmung ist wie ein Blasebalg, der sich schnell und rhythmisch bewegt. Anfangs reicht ein Atemzug pro Sekunde aus, später darf es noch etwas schneller werden.

Stoße beim Ausatmen die Luft kraftvoll aus, während du den Bauch kraftvoll nach innen ziehst.

Das Einatmen passiert fast von allein und wölbt den Bauch nach außen. Dabei bewegt sich das Zwerchfell leicht nach oben. Der Brustkorb ist ganz entspannt und leicht angehoben.

Atme etwa eine halbe Sekunde ein und eine Sekunde aus und wiederhole das Ganze mindestens 20-mal.

4. Die Kanonenatmung (oder Blasebalg) ist auch sehr kräftig. Sie reinigt das Nervensystem und reguliert das Verdauungssystem.

Die Lippen formen ein „O", durch das du schnell ein- und ausatmest, ohne die Wangen aufzublähen. Jeder Atemzug ist wie ein Kanonenschuss.

Beim Einatmen geht der Bauch leicht nach vorne, beim Ausatmen geht er nach hinten. Eine gute Gelegenheit, mit jeder Ausatmung ein bisschen mehr Anspannung abzugeben.

5. Wechselatmung

Dazu gibt es von meiner Kollegin Dr. Michelle Haintz ein Video, welches du dir gern auf YouTube anschauen kannst. Klicke einfach diesen Link hier: https://youtu.be/i-D0OI9BDf8

Bauchatmung

Wie kann Bauchatmung Entspannung fördern?

Bauchatmung ist eine der wirksamsten Techniken zur Entspannung. Allerdings gilt das nur dann, wenn wir sie richtig durchführen. Und das müssen wir meist wieder lernen.

Wieder?

Ja, denn beobachte einmal einen gesunden Säugling! Dann siehst du, wie natürliche Bauchatmung funktioniert.

Nur leider verlernen wir diese gesunde Atmung im Laufe unserer Entwicklung. Dafür ist vor allem der massive Stress verantwortlich, unter dem wir tagein tagaus stehen.

Unsere Atmung reagiert stark und unmittelbar auf unsere Stimmung. Wenn es uns gut geht, atmen wir meist viel tiefer, regelmäßiger und langsamer.

Aber wenn wir Angst haben, uns ärgern oder kränken, dann verspannt sich unsere Muskulatur. Und dann wird unsere Atmung flach, unregelmäßig und rasch. Wir werden kurzatmig und hecheln, ohne dabei genügend Sauerstoff zu bekommen.

Daher füllen wir unter Stress bei jedem Atemzug

nur einen Bruchteil unserer Lungenkapazität. Das führt auf Dauer natürlich zum Sauerstoffmangel, der sich auf den ganzen Organismus auswirkt, besonders aber auf unser Gehirn. Dieses verbraucht rund ein Viertel unseres Sauerstoffs, was zeigt, wie enorm wichtig ausreichend Sauerstoff besonders für unsere mentalen Leistungen ist.

Bauchatmung Wirkung und Vorteile

Unsere Atmung folgt unseren Stimmungen. Wir können diese Koppelung nun bewusst nützen. Wenn wir nämlich lernen, auch und gerade in stressigen Situationen bewusst zu atmen, dann hilft uns dies tatsächlich, unseren Stress zu lösen.

Mit anderen Worten bedeutet das, dass die Bauchatmung ein hervorragender Stresslöser ist.

Einerseits kann der Körper zwei widersprüchliche Zustände zur gleichen Zeit nicht lange aufrechterhalten. Wenn du unter Stress tief in deinen Bauch atmest und dich dabei möglichst entspannst, kann sich dein Stress nicht halten.

Andererseits verbessert das vermehrte Sauerstoffangebot deine mentalen Fähigkeiten. Besonders dein Homo Sapiens Gehirn (also deine Hirnrinde) braucht viel Sauerstoff, um zu funktionieren. Das heißt, die Bauchatmung entspannt dich nicht nur, sie macht dich auch klüger und kreativer.

Damit meisterst du die Herausforderungen, die dich ursprünglich gestresst haben - der Bauchatmung - um vieles entspannter und souveräner.

Aber die Bauchatmung hat noch weitere Vorteile. Wenn du dein Zwerchfell mehr in deine Atmung miteinbeziehst, dann massiert es auch deine Eingeweideorgane.

Das hat zur Folge, dass du damit deine Verdauung anregst und deinen Stoffwechsel regulierst, die ja unter Stress ohnehin leiden. Abgesehen davon wirkt sie sich auch förderlich auf dein Herz-Kreislauf-System aus.

Wie funktioniert die Bauchatmung

Vielleicht hast du schon von der Bauchatmung gehört, fragst dich aber:

- *Was ist Bauchatmung eigentlich?*
- *Atmen wir nicht durch die Lungen?*
- *Was hat also mein Bauch mit der Atmung zu tun?*
- *Wo ist eine einfache Bauchatmung Erklärung?*

Nun, natürlich atmen wir nicht direkt in den Bauch hinein. Aber in der richtigen Bauchatmung senkt sich das Zwerchfell so weit, dass es den Bauchraum einengt. Und dann müssen die Bauchorgane ausweichen.

Unsere beiden Lungenflügel sind umhüllt von unserem Rippenkorb und liegen unten auf dem Zwerchfell auf. Das Zwerchfell ist eine Muskelkuppel, die den Brustraum vom Bauchraum trennt.

Wenn wir einatmen, möchte sich die Lunge ausdehnen.
Zur Seite hin kann sie das nur begrenzt, weil der Rippenkorb sich nur wenig erweitern kann. Aber nach unten zu kann sie sich gut erweitern und drückt damit das Zwerchfell nach unten.

Damit drückt dieses auf die Eingeweide, die nun ausweichen müssen. Das können sie nur nach vorne, daher wölben sie den Bauch nach außen.

Das erkennst du gleich, wenn du während des Atmens eine Handfläche auf deinen Bauch legst. Bei der richtigen Bauchatmung wölbt sich dieser beim Einatmen mehr oder weniger nach vorne aus.

Mehr oder weniger?

Ich will meinen Bauch nicht rausstrecken!

Ja, denn leider ist das besonders für Frauen, die sich zu dick vorkommen, ein Problem. Wenn sie ohnehin schon das Gefühl haben, ihr Bauch sei zu dick, wollen sie ihn nicht auch noch hinausstrecken.

Das mag jetzt absurd klingen, aber ich mache diese Erfahrung immer wieder vor allem bei jungen Frauen. Und da ich weiß, was das für ihre Gesundheit bedeutet, macht es mich immer wieder traurig.

Wenn das ein Thema für dich ist, dann hoffe ich, dich mit diesem Beitrag überzeugen zu können.

In dem Augenblick, in dem es dir klar wird, wie wichtig die Bauchatmung ist, kannst du die Tatsache, dass dein Bauch sich dabei nach außen wölbt, gelassen hinnehmen. Das wünsche ich mir für dich!

Bauchatmung lernen

Die ideale Position, um die Bauchatmung zu lernen, ist entspanntes, aufrechtes Sitzen mit entspannten Schultern.

Aber mit etwas Übung wird sie dir auch in anderen Positionen zugänglich sein. Hauptsache, deine Wirbelsäule und dein Hals sind dabei weitgehend gerade und deine Schultern hängen entspannt herunter.
Darauf zu achten, ist vor allem deshalb wichtig, weil wir unter Stress die Tendenz haben, die Schultern hochzuziehen.

Bauchatmung Anleitung

Für den Anfang setze dich möglichst gerade auf einen Sessel.

Halte den Kopf gerade.

Und lege eine Handfläche auf deinen Bauch.

Dreh deine Schultern in einigen großen Kreisen nach hinten und lass sie dann entspannt und mit einem Seufzer nach hinten unten fallen.

Dann atme zuerst so tief wie möglich aus. Achte dabei, dass du wirklich möglichst viel verbrauchte Luft aus deiner Lunge herausbläst.

Und dann atme ganz langsam ein.

Dabei kannst du dir vorstellen, du atmest so ein, wie du ein Glas füllst. Zuerst füllst du den unteren Bereich, dann den mittleren und dann erst den oberen.

Bei der Atmung dehnst du deine Lungen zuerst nach unten hin aus. Dabei weicht das Zwerchfell weit nach unten hin aus und wölbt deinen Bauch nach außen.

Erst dann fülle die mittleren Lungenareale…

…und ganz am Ende auch die Lungenspitzen hinter deinen beiden Schlüsselbeinen.

Atme möglichst langsam ein!

Wenn du so, wie ich es dir ans Herz lege, ganz langsam einatmest, erlaubst du den elastischen Fasern in deiner Lunge besser, sich zu dehnen. Damit erweiterst du das Fassungsvermögen deiner Lunge enorm.

Du wirst sehen, dass du umso mehr Luft einatmen kannst, je langsamer du einatmest. Lass dir daher wirklich Zeit! Und wundere dich, wie viel Raum du in Wahrheit für frische, sauerstoffgesättigte Luft hast!

Als ich begonnen habe, mit der langsamen Bauchatmung zu spielen, war ich oft erstaunt, wie enorm das Fassungsvermögen meiner Lunge ist.

Medizinisch heißt das Vitalkapazität. Und leider nützen wir diese im Alltagsstress viel zu wenig. Daher ist die Bauchatmung auch so enorm wichtig.

Warum es wichtig ist, zuvor tief auszuatmen

Hast du dich gefragt, warum du zuerst ausatmen sollst?

Zur Verdeutlichung habe ich ein Bild für dich.
Stell dir vor, du trinkst abends ein Glas Wasser. Aber du trinkst es nicht aus, sodass noch etwas Wasser im Glas zurückbleibt. Am nächsten Morgen möchtest du auch ein Glas Wasser trinken und füllst das Glas von gestern Abend nur auf.

Wann glaubst du, wird dein morgendliches Wasser besser schmecken?

Wenn du das Glas am Vorabend fast ausgetrunken hast?

Oder wenn das meiste Wasser dringeblieben ist und du es nur wenig auffüllst?

Die Antwort ist einfach. Aber dasselbe gilt auch für deine Atmung.

Je weniger du ausatmest, je mehr verbrauchte Luft du also in der Lunge lässt, ehe du einatmest, umso schlechter ist das Mischungsverhältnis.

Und je mehr du ausatmest und damit Raum für frische sauerstoffgesättigte Luft schaffst, umso besser ist das Mischungsverhältnis.

Damit bekommt dein gesamter Organismus mehr Sauerstoff. Und das ist besonders für dein Gehirn wichtig – ich komme darauf zurück.

Weitere Entspannungstipps für den Körper

Entspannung im Alltag durch kurze 5-10 Naps (Nickerchen)

Die kurzen Nickerchen von wenigen Minuten werden auch als Naps bezeichnet. Wenn du Naps für dich einsetzt, wirst du mehr Entspannung im Alltag erleben dürfen.

Wie wirken Naps auf den Körper?

Es ist im Grunde kaum mehr zu glauben, aber unsere Großeltern kannten Naps. Mit der Zeit wurde das Leben aber stressiger und wer zwischendurch mal kurz geschlafen hat, galt als Schwächling oder gar Verlierer. Zum Glück hat sich dies wieder geändert.

Die kurzen Pausen in der Mittagszeit und auch in der Nachmittagszeit sorgen für mehr Konzentration und vertreiben die bleierne Müdigkeit. Du brauchst keinen Kaffee, keinen Energie-Drink, du brauchst nur mindestens 5-10 min kleine Schläfchen.

Diese sind frei von Nebenwirkungen und bringen wieder Entspannung im Alltag. Deine Nickerchen müssen nicht lang sein, nur wenige Minuten reichen schon aus, um sich erholter zu fühlen.

Am besten übst du diese Schläfchen erst einmal am Wochenende und wirst sehen, was sie bringen.

Wenn du am Wochenende gute Erfolge mit den Nickerchen hast, kannst du diese auch im Alltag einsetzen und von den vielen Vorteilen auf Dauer profitieren. Auch wenn du dafür den Kopf auf den Schreibtisch legst und dies vielleicht etwas komisch wirken mag.

Für die Entspannung im Alltag musst du nicht unbedingt liegen. Du kannst dich im Sitzen anlehnen, du kannst den Kopf auf den Tisch legen. Wichtig ist einfach nur, dass du kurz einnickst und ein wenig zur Ruhe kommst.

Dein Blutdruck wird in dieser kurzen Zeit gesenkt, dein Herzschlag vermindert. Die ideale Entspannung im Alltag. Weg mit dem Stress und dem Druck, die Entspannung zwischendurch hast du dir verdient!

Der kurze Schlaf und seine Vorteile

- Deine Laune bessert sich automatisch, du bist nicht mehr so gereizt, weil du müde bist.
- Du bist selten erschöpft.
- Die kleinen Naps schützen dein Herz. Das Herzinfarktrisiko wird gesenkt.
- Du steigerst ganz klar deine Leistungen.
- Dein Kurzzeitgedächtnis soll sich dadurch verbessern können.

Wie viele Naps sollten es sein?

Nur wenige Minuten machst du die Augen zu und nickst etwas ein. Daher solltest du für die perfekte Entspannung im Alltag auf jeden Fall 3 bis 5 kleine Schlafeinheiten einlegen.

Du musst nicht jeden Tag gleich viele Pausen einlegen, wenn du die Entspannung im Alltag suchst. Wichtig ist, dass du regelmäßig die kleinen Nickerchen machst.
Der Körper kommt dabei immer zur Ruhe, ob es mal 2, 4 oder mal 6 Pausen sind. Probiere es aus und übe, diese Entspannung im Alltag gut mit einzubauen. Dein Körper wird es dir danken.

Relaxen in der Affenschaukel bzw. Hängematte im Zimmer

Die Affenschaukel ist im Grunde eine Hängematte, die du wahlweise im Zimmer oder auch im Garten nutzen kannst. Statt einer liegenden Hängematte kann es aber auch ein Hängesessel sein.

Du kannst entweder die Schaukel an der Decke befestigen oder aber das Produkt mit einem Gestell wählen. Das Gestell für die Affenschaukel ist natürlich recht praktisch, denn so kannst du das Produkt in der Wohnung und auch draußen im Garten oder auf der Terrasse nutzen.

Du bist mit Gestell einfach flexibler und kannst im Winter eher drinnen schaukeln und im Sommer draußen. So kann dein Körper entspannen und du kannst dabei immer die schöne Umgebung genießen. Du schaukelst dich sanft hin und her und liest dabei ein Buch oder hörst eine schöne Musik oder genießt einfach die Sonne und einen leckeren Drink dazu.

Beide Varianten kannst du ganz bequem im Internet kaufen, weil es meist solche Hängeschaukeln samt Gestell in den normalen Geschäften nicht gibt.

Du könntest zum Beispiel folgende Produkte wählen:
https://entspannen-lernen.info/affenschaukel

Negative Gedanken loswerden und den Kopf entspannen

Im Kopf zu entspannen ist sehr schwierig. Denn hier geht es meist darum, dass sich in deinem Kopf die Gedanken drehen und kreisen. Wie in einem Karussell geht es in deinem Kopf zu und an Ruhe ist kaum zu denken.

Wichtig ist daher, dass du auch mal loslassen kannst und einfach entspannst. Du musst lernen, deine Gedanken zu unterbrechen und dich nicht durch sie stressen zu lassen.

Gedankenstopp ist eine Übung, die viele Patienten beim Therapeuten lernen. Du nimmst dir ein Gummiband ums Handgelenk und immer, wenn das Gedankenkarussell losgeht, ziehst du an dem Gummiband, lässt es los und sagst „Stopp". Du trainierst dir das viele sorgenvolle Denken ab.

Eine andere Form von Gedankenstopp wäre, dass du dir einfach den Befehl Stopp gibst, ohne Gummiband und so lernst, auf diese Gedanken zu hören und alles andere schnell wieder zu vergessen.

Schreibe dir negative Gedanken auf und verabschiede dich von ihnen. Auch dies ist eine gute Art und Weise, sich von den vielen Gedanken im Kopf zu lösen und endlich entspannen zu können. Überdenke deinen Tag und notieren dir alle negativen Gedanken, die du heute schon hattest. Überlege dann, wie wohl positive Gedanken dazu aussehen könnten und formuliere es um. Nach

einigen Tagen wirst du bereits beim negativen Gedanken diesen bemerken und ihn sofort umformu-
lieren können, um dich gleich wieder positiv aus-
zurichten.

Manchen fällt es ggf. am Anfang schwer, gleich
positiv zu denken. Hier helfen sogenannte Weich-
macher, die man vor die positive Formulierung
setzt.

Weitere Tipps:

1. Lerne Nein zu sagen, weil du ab sofort an dich
   denkst und genieße die Zeit. Schlechtes
   Gewissen war gestern, heute darf es gut sein.

2. Wenn ein Problem auftaucht und du wieder
   einmal nur negativ eingestellt bist, lege eine
   Pause ein. Beschäftige dich mit diesem
   Problem später, so kannst du negative
   Gedanken loswerden.

3. Lenke deine Konzentration von den Gedanken
   weg. Mache etwas, was du wirklich gerne tust
   und schon kannst du im Kopf entspannen. Ein
   Puzzle, ein Buch, ein Bad und mehr könnten
   dir dabei helfen.

4. Bewegung wäre auch eine gute Sache, um die
   Gedanken einfach loszulassen und den Kopf
   mal frei zu bekommen.

Sonne tanken

In den Sommermonaten oder immer dann, wenn die Sonne scheint, solltest du die Zeit nutzen und draußen sein und dir damit Gutes tun. Die Sonne im Garten genießen, auf der Terrasse, dem Balkon kann sehr entspannend sein.

Selbst wenn du nur die Mittagspause nutzt, um ein wenig in der Sonne spazieren zu gehen, kann sich dies wohltuend auf deine Entspannung und vor allem die Vitamin D Versorgung auswirken.

Sonne tanken fördert nämlich die Produktion von Vitamin D in deinem Körper. Ohne dies Vitamin fühlt man sich oft müde. Gerade in den Wintermonaten, wo wenig Sonnenstrahlen an die Haut kommen, spürt man oft diese Müdigkeit. In diesen Zeiten solltest du auf eine Nahrungsergänzung mit Vitamin D vertrauen.

Denn Entspannen ist gut, ständig müde sein aber nicht. Sogar im Winter wird es dir was bringen, wenn du dich in die Sonne begibst.

Entspannt einschlafen mit Hilfe einer geführten Meditation

Geführte Meditationen oder auch Fantasiereisen, der als Begriff dafür eigentlich sogar besser passt, lassen dich schnell und leicht einschlafen, wenn du entsprechende Bilder und Entspannungsgeschichten dazu verwendest.

Daraus resultiert auch das bekannte Schäfchenzählen. Man stellt sich die Schafe vor, wie sie über den Zaun hüpfen und zählt dabei. Dadurch ist man von anderen Gedanken, wie Sorgen oder Sonstiges, abgelenkt und konzentriert sich auf die Zahlen und Schafe. Irgendwann ermüdet man dabei, auch weil es langweilig wird und man schläft schließlich ein.

Heute ist alles etwas moderner und ansprechender geworden, sodass wir nur zum Mp3 Player oder dem Handy greifen und eine Meditation abspielen lassen.

Diese sollte lediglich so gewählt sein, dass am Ende nicht wieder von Wachwerden, Energie und Kraft gesprochen wird, denn man möchte ja schließlich weiter vor sich hindösen und gar schon beim Anhören dabei einschlafen.

Suche dir daher Meditationen oder aufgenommene Entspannungsgeschichten, die am Ende gleich ein paar Sätze mit Übergang in die Schlafphase haben und es daher fördern, dass man weiter die Ruhe genießt, anstatt wieder aktiviert und wach zu werden.

Im Laufe meiner Hypnosepraxisarbeit habe ich mal eine solche MP3 aufgenommen, da viele meiner Klienten Schlafprobleme hatten. Eine Klientin hat mir mal ein sehr schönes Feedback gegeben und meinte Folgendes: Du, ich weiß bis heute nicht, was du eigentlich in der Entspannungsreise sprichst, ich schlafe jedes Mal dabei ziemlich schnell ein und bekomme die Worte bewusst gar nicht mehr mit.

Doch auch, wenn du die Worte mitbekommst, wirst du in deinen Gedanken geführt, dass du Sorgen und Probleme hinter dir lässt oder auch loslässt und stattdessen in Gefühle von Ruhe und Frieden kommst und so angenehm einschlafen, durchschlafen und erholt aufwachen kannst.

Daher nenne ich meine Aufnahme auch „Goldener Schlaf" und biete sie auf meiner Webseite als Download an. So sparst du die Portokosten und kannst es sofort bzw. heute Abend ausprobieren und deinen goldenen Schlaf genießen.

Mehr Infos, eine Bestell- und sofortige Downloadmöglichkeit gibt es hier: https://entspannen-lernen.info/goldener-schlaf

Zum Vorlesen - Text Entspannung durch Farben

Bitte mache es dir jetzt ganz bequem. Lasse die Arme und Beine ganz locker neben dem Körper. Finde eine wirklich bequeme Lage und schließe deine Augen.

Atme nun ein paar Mal tief ein und aus und halte dazwischen immer für einen Moment deinen Atem an.

Halte deine Augen fest geschlossen und atme jetzt so, wie du atmest, wenn du dich auf das Einschlafen vorbereitest. Atme ganz ruhig und gleichmäßig.

Mit jedem Atemzug lässt du dich tiefer und tiefer in ein angenehmes Gefühl der Ruhe und Gelassenheit sinken. Vielleicht merkst du ja schon, dass es ruhiger in dir wird. Lass einfach weiter los und noch mehr Ruhe in dich einkehren und du fühlst dich die ganze Zeit sehr wohl.

Jetzt spüre einmal, wie du einfach nur so daliegst und dich ausruhst und dich weiter mitnehmen lässt von deinem Atem, mitnehmen in einen angenehmen Zustand von Gelöstsein, von Loslassen, von Ruhe und Gelassenheit.

Dazu brauchst du nur meinen Worten zu folgen und mit jedem Wort sinkst du nun tiefer und tiefer in das Gefühl von Ruhe und Gelassenheit. Mit jedem einzelnen Wort sinkst du tiefer und tiefer.

Stell dir einfach vor, wie sich das anfühlen könnte, wie diese Ruhe und Gelassenheit in deinen ganzen Körper sinkt und mit jedem Atemzug sinkst du noch tiefer und tiefer.

Spüre, wie sich dieses wunderbare Gefühl der Ruhe in deinem ganzen Körper ausbreitet. Diese wunderbare Ruhe breitet sich in deinem ganzen Körper aus.

Und Zeit und Raum sind jetzt für eine Weile vollkommen egal. Du kannst dich vom Hier und Jetzt lösen und gehen, wohin du willst. Und auf einmal erblickst du 7 Räume, die nacheinander zu durchwandern sind.

Du stehst nun vor der Tür, die in den ersten Raum führt. Du öffnest sie und gehst hinein. Der Raum ist leer und vollkommen rot. Alles ist rot, der Boden, die Decke und auch die Wände sind in dieser roten Farbe.

Jetzt entdeckst du eine Rose, die am Boden liegt. Du hebst sie auf und weißt augenblicklich, du bist im Raum der Liebe angekommen. Eine Liebe zu dir selbst. Du darfst dich wertschätzen und liebhaben, so wie du bist. Denn du bist ein wertvoller Mensch, der es verdient hat, hier zu sein.

Nimm all die Liebe auf, die in diesem Raum für dich zu finden ist. Es ist reichlich davon vorhanden.

Nimm alles tief in dein Inneres auf, speichere all die Liebe in dir ab, sodass die Liebe immer und jederzeit für dich verfügbar ist, spürbar ist.

Akzeptiere und liebe dich so, wie du bist. Speichere die Liebe in dir und gehe nun zur Tür, um in den dahinter liegenden Raum zu gelangen.

Und du betrittst nun den Raum und auch dieser ist leer und alles erstrahlt in einem leuchtenden Orange. Auf einmal öffnet sich die Decke und du kannst einen wunderschönen Sonnenaufgang sehen.

Der Himmel färbt sich in einem wunderschönen und leuchtenden Orange und die Sonne geht auf. So wie Sie nun auch in deinem Leben aufgehen kann. Deine Sonne geht auf und du kannst auf der Sonnenseite des Lebens stehen.

Nimm all dieses leuchtende orange Licht in dich auf und spüre die Sonne und ihre Wärme in dir. Warm wird jetzt auch dein ganzer Körper. Die Wärme der aufgehenden Sonne durchflutet dich und du fühlst dich rundherum wohl und zufrieden.

Denn du weißt, dass gerade für dich die Sonne aufgegangen ist und sich ein großer Lichtblick für dich ergeben hat. Mit diesem Wissen und schönem Gefühl gehst du nun zur Tür und begibst dich in den nächsten Raum.

Dieser Raum ist vollkommen gelb und du siehst lauter Sonnenblumen. Noch immer weißt du, dass du deine Sonne in dir trägst.

Und du befindest dich nun im Raum der Freude, deine Freude darüber, dass du jederzeit gute Gefühle in dir erschaffen kannst.

Immer wieder kannst du gedanklich in diesen gelben Raum mit all den Sonnenblumen gehen und dich mit Freude aufladen. Es ist deine Freude darüber, wie leicht auf einmal alles ist. Du strahlst voller Lebensfreude. Speichere jetzt all die Freude in dir ab, nimm alles an Freude mit und gehe zur Tür, um in den nächsten Raum zu gelangen.

Du kommst nun in den grünen Bereich. Der gesamte Raum ist grün. Am Fußboden erblickst du einen grünen Teppich aus Gras und siehst, dass dort ganz viele Kleeblätter sind.

Hier findest du eine große Portion Glück. Das Glück wartet schon auf dich, es will dich glücklich machen und dir zeigen, dass du im grünen Bereich angekommen bist, in deinem grünen Bereich. Du kannst jeden Tag aufs Neue im grünen Bereich sein und kannst auch für immer im grünen Bereich bleiben.

Im grünen Bereich zu sein, bedeutet eine gesunde Lebenseinstellung und einen gesunden Körper zu besitzen. Gesundheit und Wohl-befinden stehen hier im Vordergrund und natürlich auch, dass du darüber glücklich bist, dass du schnell und leicht das Gefühl von Ruhe, Gelassenheit und Freude in deinem Körper produzieren kannst und deinen grünen Bereich gefunden hast.

Glücklich und zufrieden nimmst du diese positive und gesunde Lebenseinstellung nun mit und gehst wieder zur Tür. Der nächste Raum wartet schon.

Du betrittst nun wieder einen leeren Raum, den du mit seinem beruhigenden blau auf dich wirken lässt. Du bist im Raum der Freiheit und Leichtigkeit angekommen und auf einmal öffnet sich wieder die Decke und du siehst einen strahlend blauen Himmel.

Der Himmel der Freiheit und Leichtigkeit, den du schon längst in dir trägst. Denn auch du spürst jetzt die Freiheit in deinem Leben.

Frei zu sein, die Ruhe, Gelassenheit und Freude mit Leichtigkeit in dir zu erzeugen. Du schenkst dir die Freiheit zu einem Leben in Leichtigkeit und Freude.

Da das Blau ja bekanntlich auch für die Treue steht, ist es auch ein Raum der Treue. Die Treue zu dir selbst, dir selbst treu zu bleiben.

Du gibst dir nun selbst ein Treueversprechen. Hier und jetzt in diesem blauen Raum versprichst du dir die Freiheit in ein Leben in Leichtigkeit und Freude zu schenken, es dir zu erlauben, diese Leichtigkeit auch zu spüren. Finde den Himmel in dir und erfülle dir deine Wünsche und Ziele. Sei dir selbst treu.

Nachdem du dir nun selbst dieses Treue-versprechen gegeben hast, gehst du wieder zur

Tür. Der nächste Raum öffnet sich und alles ist vollkommen lila. Du bist im magischen Raum, dem Zauberraum angekommen.

Mitten im Raum steht kreisförmig angeordnet ein lilafarbener Fliederbusch. Du erblickst eine kleine Lücke und gehst nun genau in die Mitte des Kreises.

Umgeben von all dem Flieder lässt du die Magie, den Zauber des Raumes, auf dich wirken. Hier kannst du alles verwandeln, eine Verwandlung all deiner Gedanken und Gefühle.

Verwandele dich in den Menschen, der du sein willst.

Mit diesem guten Gefühl gehst du nun weiter in den nächsten Raum.

Es ist der Raum der Reinheit und Unschuld. Er ist ganz in weiß. Hier ist alles weiß.

Ein weißes Licht hüllt dich ein und dient zu deiner Reinigung und dass du alles Hinderliche nun loslassen kannst.

Du lässt alles los, was dich stört und wirst gereinigt.

Genieße noch eine Weile die Wirkung der Räume und Farben auf dich.

Mache dir bewusst, wie schnell und leicht du in diese wundervollen Gefühle von Leichtigkeit,

Freude und auch Ruhe und Gelassenheit gekommen bist. Wie es dir möglich ist, in so kurzer Zeit zu entspannen und dir einfach mal etwas Gutes zu tun.

Und du kannst es jederzeit wiederholen und gedanklich durch die 7 Farbräume gehen und dich mit ihren beruhigenden, positiven und reinigenden Energien aufladen und diese kleine Entspannungspause genießen.

Entweder lässt du dich durch die geführte Meditation durch die Räume leiten oder du schließt während einer 5 – 10 Minuten Pause einfach mal deine Augen und reist im Geiste selbst durch die 7 Farben und genießt dabei die Wirkung der Farben auf dich.

Doch jetzt wird es Zeit, die Ruhe und Gelassenheit wieder in dein Wachgefühl zu verändern, sodass du wieder fit und munter bist und auch wieder aktiv am Tagesgeschehen teilnehmen kannst.

Atme nun ein paar Mal tief ein und aus und halte deine Augen noch fest geschlossen. Atme ganz ruhig und gleichmäßig weiter.

Und mit jedem Atemzug verwandelst du die Ruhe in ein angenehmes Gefühl des Wachseins, der Energie und Beweglichkeit.

Vielleicht merkst du ja schon, dass es wieder aktiver und lebendiger in dir wird. Lass es einfach geschehen, dass es wieder beweglicher und energiereicher in dir wird.

Jetzt spüre einmal, wie du deine Arme und Beine wieder locker, leicht und frei bewegen kannst, wie dein gesamter Körper locker, leicht und frei beweglich ist.

Spüre, wie sich dieses wunderbare Gefühl der Energie und Aktivität in deinem ganzen Körper ausbreitet. Diese wunderbare Energie breitet sich in deinem ganzen Körper aus.

Und wenn du dann gleich oder jetzt so weit bist, dann öffne deine Augen und genieße die Energie und Kraft in dir… ganz viel Energie und Kraft.

Eine exklusive Facebook Gruppe als zusätzliche Unterstützung der Buchinhalte

Als speziellen Service für meine Leserinnen und Leser habe ich zusammen mit meiner beruflichen Partnerin eine eigene Facebook Gruppe für die Buchreihe zum Selbsthilfe Coaching eingerichtet. Die Gruppe bleibt eine geschlossene Gruppe (für die Öffentlichkeit nicht einsehbar).

Ich bzw. wir möchten auch, über dieses Buch hinaus, für dich da sein.

Manchmal kommt es vor, dass jemand noch Fragen zum Buchinhalt hat, vielleicht etwas nicht gleich verstanden wird oder einfach unklar ist. Gerade bei Büchern, in denen Übungen vorgestellt werden, ist es schön, wenn man sich mit anderen austauschen kann, die ebenfalls diese Übungen ausprobieren.

Ein Buch lesen ist das eine! Das Gelesene umsetzen oder einfach mit anderen, die dich verstehen, denen es ähnlich geht wie dir, dich austauschen können, ist oft Gold wert. Kommuniziere mit Gleichgesinnten über deine Erfahrungen mit meinen Anregungen.

Man kann nur beitreten, wenn man den Link und das Passwort kennt, welches im jeweiligen Buch / E-Book steht.

So ist sichergestellt, dass wir unter uns bleiben und du mindestens bei einem Buchthema auch mitreden / mitmachen kannst. Vielleicht inspirieren dich die Kommentare der anderen auch dazu, noch ein weiteres Buch von uns zu erwerben, um auch von dessen Inhalt und von noch mehr Unterstützung der Gruppe zu profitieren. So kannst du dort dann auch mitreden, wenn du weißt, worum es bei den Übungen geht.

Sicherlich gibt es dazu auch Foren, aber nicht alle Personen werden das gleiche gelesen und gelernt haben wie du. Da tauchen dann oft Missverständnisse auf. Daher möchten wir dir hier einen Rahmen bieten, in dem sich eben die Leser unserer Bücher über die Inhalte austauschen können.

Zwecks Übersichtlichkeit können nur wir als Administratoren posten und Gruppenmitglieder können nur kommentieren. So bleibt ein sauberer Aufbau der Posts erhalten und du findest schnell, was du suchst und bei welcher Übung oder Frage du gern mitmachen möchtest. Daher gibt es nicht allzu häufig neue Posts; und bei Beiträgen, wo sehr viel kommentiert wird, schalten wir von Zeit zu Zeit (ggf. jeden Monat) einen neuen Post. So bleiben wir weiterhin übersichtlich und neuere Kommentare kommen in die aktuellen Beiträge.

Du kannst deine noch offenen Fragen zum Buchthema klären, bei den Übungen in die Umsetzung kommen und von mir und anderen Teilnehmern Unterstützung bekommen.

Aber du kannst auch Wünsche äußern –
beispielsweise zu anderen Themen, die dich
interessieren und zu denen du gern ein Buch
lesen möchtest.

Weiterhin kannst du dich auch noch bei Interesse
mit anderen vernetzen und Kontakte zum Üben
und Austauschen nutzen. Ein Geben und Nehmen
sollte nur bitte immer im Gleichgewicht sein.

Der Gruppe beitreten kannst du über diesen Link:

https://entspannen-lernen.info/ebook-fb-gruppe

Und so lautet dein Passwort: **SC-Tipps**

Bei den 2 Fragen gib bitte an, welches Buch du
aus der Buchreihe gekauft hast.

Extrabonus für mehr ...

Als Dankeschön für deinen Kauf von diesem Buch schenke ich dir einen Gutschein von 10% auf die eBooks von Dr. Michelle Haintz zum Thema Stress.

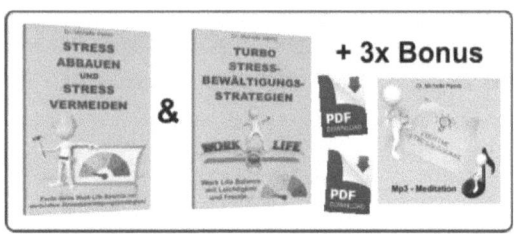

Du kannst es einzeln kaufen oder auch gleich als 2er Set. Für jede Kaufoption kannst du den Gutscheincode nutzen und bekommst die 10% Rabatt abgezogen. Das Video und Angebot dazu kannst du dir hier ansehen:
https://stress-abbauen-tipps.de/2stressbooks

Dein Gutscheincode lautet: stressweg

Diesen gibst du im Bestellformular (links unter dem Beschreibungstext ein).

1. Erst auf den blauen Text klicken.
2. Dann öffnet sich das Gutscheinfeld und dort tippst du stressweg ein. Dann wird automatisch der Betrag (der 10% ausmacht) abgezogen.

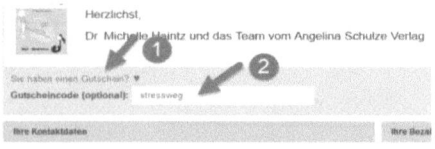

Schlusswort und Danksagung

Ich möchte dir Danke sagen, dass du mein Buch erworben hast und dich mit mir auf eine informative Lesereise durch die Tipps und Methoden zum Körper entspannen und innere Ruhe finden gemacht hast.

Denke daran, du allein bist der Kapitän auf dem Schiff deines Lebens und du allein bestimmst auch, wie entspannt deine Reise verlaufen wird.

Gern begleite ich dich auch noch weiter ein Stück deines Weges, sodass du mit Hilfe meiner Selbsthilfe-Coaching-Tipps dein Leben Schritt für Schritt verbessern kannst.

Ich hoffe du konntest auf dieser Lesereise viele neue Eindrücke mitnehmen und kehrst nun guter Dinge wieder nach Hause bzw. in deinen Alltag zurück. Über deinen Besuch auf meinen Webseiten freue ich mich jederzeit.

Feedback ist mir sehr wichtig

In die Erstellung all dieser Infos als lesenswertes Buch habe ich all meine Liebe und Ausführlichkeit der Details hineingesteckt. Daher würde ich mich sehr freuen, wenn du dir kurz Zeit nimmst und mir ein Feedback hinterlässt.

Ich lese auch alle Bewertungen bei Amazon persönlich. Und du ermöglichst mir in Zukunft, noch mehr Menschen zu erreichen und deren Entspannung und Stressabbau zu verbessern.

Kannst du mir bitte diesen kleinen Gefallen machen?

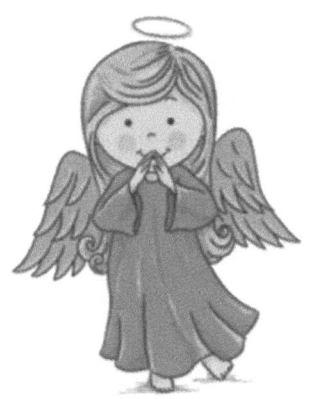

https://entspannen-lernen.info/rezi-buch-sc2

Vielen herzlichen Dank und glückliches Genießen beim Entspannen.

E-Book Reihe zu den Selbsthilfe-Coaching-Tipps

Selbsthilfe-Coaching für Frauen als E-Book und Taschenbuch Reihe. Klicke auf diesen Link und ich leite dich zum Amazon-Angebot:

https://seelenfitness.info/selbsthilfe-ebookreihe

Interessiert am Verlagsprogramm mit weiteren E-Books und Büchern? Zum Bereich Esoterik, Coaching und Selbsthilfe für ein gesundes, erfolgreiches und glückliches Leben kann man sich hier informieren:

https://angelina-schulze-verlag.de/produktlisten

Bist du interessiert vor der Veröffentlichung von neuen Büchern und E-Books aus unserer Frauen Power Reihe eins gratis zu bekommen?

https://seelenfitness.info/testleserin-werden

Du willst noch mehr Entspannung lernen? Ok, hier ist es ...

Eine kleine Auflistung von hilfreichen Blogbeiträgen, wo du noch mehr über Entspannung lernen kannst.

Autogenes Training:
https://entspannen-lernen.info/autogenes-training

Progressive Muskelentspannung nach Jacobsen:
https://entspannen-lernen.info/progressive-entspannung-nach-jacobsen

Entspannende Musik:
https://entspannen-lernen.info/entspannende-musik

Turbo-Entspannungsbox mit geführten Meditationen und noch einiges mehr.
Schaue dir am besten hier das Video dazu an:
https://seelenfitness.info/turboentspannungsbox

Kontakt zur Autorin

Angelina Schulze

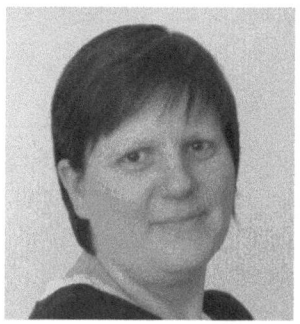

Hier findest du meine Amazon Autorenseite mit all meinen bereits veröffentlichten Werken:

https://entspannen-lernen.info/angelina-ebooks-amazon

Ich bin Selbsthilfecoach für Entspannung, Hypnose und Mentaltraining. Ich sorge dafür, dass meine Kunden entspannt und stressfrei sind und ihr Leben in eine bessere Richtung steuern.

Es macht mir große Freude, anderen Menschen zu zeigen, wie sie sich selbst coachen können, um endlich das Leben zu leben, welches sie haben möchten. Das Bild von einem Navi gefällt mir dabei sehr gut. Eine Stimme, die zu dir spricht und dir den Weg weist, die in die richtige Richtung lenkt, um dein gewünschtes Ziel zu erreichen.

Ursprünglich habe ich das im 1:1 Gespräch in meiner Beratungs- und Hypnosepraxis gemacht. Inzwischen habe ich alles auf meine Webseite verlagert, um noch mehr Menschen erreichen zu können und ihnen zu helfen. Denn dank der heutigen Technik kann man das auch alles online machen.

So ist das Navi Gerät zu einem Video auf meiner Webseite geworden, welches du über PC oder Handy anschauen und dabei der Stimme lauschen kannst.

Ich kann so Menschen im gesamten deutschsprachigen Raum erreichen und bei ihnen Lebensverbesserungen bewirken, wenn sie mir genauso wie ihrem Navi vertrauen und sich des Weges begleiten und führen lassen.

Denn den Weg gehen oder die Tipps umsetzen, muss schon jeder selbst. Deswegen heißt es auch Selbstcoaching, mit dem du lediglich der Empfehlung einer Expertin für dein gewünschtes Ziel folgst. Dazu gehören meine Selbsthilfe-Coaching-Tipps per Video, Audio oder als Text.

Im ersten Schritt dreht sich dabei alles um das Thema Entspannung, denn entspannter lebt es sich schon wesentlich leichter. Danach geht es darum Stressfaktoren zu erkennen und diese zu reduzieren, damit man auch entspannter bleiben kann. Anschließend wird es richtig schön. Denn meine Tipps zum Mentaltraining haben erst mir, dann meinem Mann und schließlich auch vielen Kunden von mir geholfen.

Mit simplen Techniken, manchmal nur Miniverbesserungen im Denken, kann man gigantische Sprünge in Lebensverbesserungen erreichen. Worte und Bilder sind dabei ein mächtiges Werkzeug im Selbstcoaching und so leicht einzusetzen.

Das eigene Leben zu verbessern, wenn man nur weiß wie. Und ich bin glücklich, dass ich es weiß, dass ich es weitergeben darf und so auch gern dir helfe, wenn du es möchtest.

Melde dich dazu einfach kostenfrei zu meinen Selbsthilfe-Coaching-Tipps an.

https://entspannen-lernen.info/bonus-sct4

Email eintragen, abschicken und los geht unsere gemeinsame Reise, auf der ich dir das Selbstcoaching beibringen werde, damit du dir auch erfolgreich selbst helfen kannst.

Mein Erfolgsrezept:

Offen sein für Neues. Dinge ausprobieren und ins Umsetzen kommen. Denn alles was ich gelernt habe, nützt mir erst in dem Moment etwas, wenn ich es auch anwende.

Kennst du den Spruch: Wissen ist Macht?

Der stimmt nur so halb, denn eigentlich muss es heißen: Umgesetztes Wissen ist Macht!

Nutze diese Macht und gestalte dein Leben, so wie du es haben willst.

Du kannst das!

Du schaffst das!

Ich leite dich an und du coacht dich dann selbst, dass du erfolgreich deine Ziele erreichen kannst.

Meine Webseiten zu den Selbsthilfe-Coaching-Tipps:

https://entspannen-ernen.info

https://stress-abbauen-tipps.de

https://hypnose-emdr.de

E-Mail:
selbsthilfecoach@entspannen-lernen.info

Facebook Privat:
https://www.facebook.com/angelina.schulze1

YouTube:
https://entspannen-lernen.info/youtube-kanal

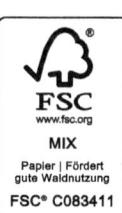

Zeitfracht Medien GmbH
Ferdinand-Jühlke-Straße 7
99095 Erfurt, Deutschland
produktsicherheit@kolibri360.de